初乳——成就健康未来

（第二版）

曹劲松　编著

华南理工大学出版社
SOUTH CHINA UNIVERSITY OF TECHNOLOGY PRESS

·广州·

图书在版编目（CIP）数据

初乳：成就健康未来 / 曹劲松编著. —2 版. —广州：华南理工大学出版社，2017.6（2024.10 重印）
ISBN 978－7－5623－5293－8

Ⅰ．①初…　Ⅱ．①曹…　Ⅲ．①乳牛-初乳-食品营养
Ⅳ．①R151.3

中国版本图书馆 CIP 数据核字（2017）第 120317 号

初乳——成就健康未来（第二版）
曹劲松　编著

出 版 人：房俊东
出版发行：华南理工大学出版社
　　　　　（广州五山华南理工大学 17 号楼　邮编：510640）
　　　　　http://hg.cb.scut.edu.cn　E-mail: scutc13@scut.edu.cn
　　　　　营销部电话：020－87113487　87111048（传真）
责任编辑：詹志青
印 刷 者：佛山市浩文彩色印刷有限公司
开　　本：850mm×1168mm　1/32　印张：2.25　字数：49 千
版　　次：2017 年 6 月第 2 版　2024 年 10 月第 27 次印刷
定　　价：10.00 元

推荐辞

　　母乳喂养对于人一生的健康有重要的意义。现代营养学研究揭示，初乳喂养可以促进婴儿生长发育，并且可以增强体质，从而少生病，所以提倡初乳喂养。牛初乳是迄今为止比较现实的初乳资源，国内外大量科学研究证明，牛初乳中含有免疫因子、生长因子等多种珍贵物质，在提高人体免疫力、促进病体康复、增强体质等方面具有神奇功效，是一种对人类很有价值的健康食品。

　　《初乳——成就健康未来》一书通俗易懂，向广大读者提供了大量有关初乳的保健资料和信息，以及21世纪的最新保健观念，是一本内容新颖的科普读物。通过阅读，您可以更全面地了解初乳，并获取更丰富的保健知识。

秦双发
中国保健食品协会会长
中国中医药学会副会长

庄林根
中国保健食品协会副会长

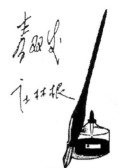

序

　　健康是人类永恒的追求。从古到今，人类探索健康长寿的步伐从未停息。在总结人类实践和科学研究成果的基础上，又研究出一种抗衰老、提高免疫力的天然食品——牛初乳。

　　许多研究证实，初乳喂养可以促进婴儿生长发育、减少疾病和提高免疫能力。因为牛初乳富含免疫球蛋白、乳铁蛋白、表皮修复因子、神经生长因子等活性成分，也含有丰富的蛋白质、矿物质和维生素等营养成分，且搭配合理，有利于人体吸收和利用，对中老年人同样有效。功能性研究证明，牛初乳可提高机体免疫力、改善体质、延缓衰老、预防多种因免疫力低下或失调造成的疾病，是具有极大应用价值的营养保健食品，特别有助于保持健康体魄和维持青春活力。

　　《初乳——成就健康未来》一书向广大读者提供了大量有关初乳的营养、保健文献资料和科技信息，并从不同角度阐述了21世纪的最新营养和保健观念。本书内容新颖，通俗易懂又不失科学严谨，实践性强，是一本富有创意的科普读物。相信广大读者通过该书可以获取有关营养的新知识，树立保健新观念，有益于健康。

彭志英　　　　　　　　2001 年 5 月 18 日于广州
中国食品科学技术学会常务理事
广东省食品学会理事长

第二版前言

本书自 2001 年 9 月初版以来，至今已 16 年了。其间，本书被选作相关初乳产品公司员工的入职培训材料，并为消费者获得科普知识提供了重要的支持作用。很高兴有这么多读者通过阅读此书来了解初乳的基础知识，了解这种天然产物对于健康的益处。同时，也很荣幸地收到来自各方面的热心读者朋友们反馈的意见和建议。

在过去的 16 年中，初乳功能性研究领域和初乳功能性食品的市场地位均发生了很多变化。

在保健功能研究领域一个显著的特征是开始出现较系统的临床研究与试验，这些临床研究与试验工作量巨大，有一些仍未结束，但是初步结论积极、鼓舞人心。这些耗资巨大的临床研究与试验能够顺利展开，本身就说明了初乳的吸引力。

初乳功能性食品的市场地位逐步稳固。所谓"真金不怕火炼"，消费者长期食用的切身体验说明了初乳食品的保健作用与安全性，这是初乳保健食品始终能够在国内外保健食品领域占据重要地位的原因。

本书的修订版纠正了第一版中的一些错漏以及容易引起读者误解的叙述。修订过程中，注重融合最新的初乳研究资料与结果对原文描述的影响，与时俱进地体现有关知识。衷心希望本修订版能更好地帮助人们理解初乳，认识到初乳作为生命第一份食物的重要保健作用。

本书在修订过程中得到许多专家及出版社编辑的支持与帮助，在此深表感谢。由于本人水平所限，不足之处在所难免，恳请读者批评指正。

曹劲松

2017 年 4 月

前　言

　　本书向您介绍一种比人类历史更加古老的纯天然食物——初乳。作为一种健康食品，初乳堪称"地平线上出现的一颗新星"，因为有关初乳生理功能的实验数据近几年才有确切报道，结论震撼人心：初乳具有广谱抗菌抗病毒功能，可从根本上增强机体免疫机能，加速各类伤口愈合，促进脂肪氧化，有助于肌肉复壮和生长发育，增强体质，甚至改善人的情绪……

　　初乳对于人的健康益处之多，适用人群之广，简直令人难以置信！现代社会提倡母乳喂养、珍视初乳的风尚应予鼓励，因此，笔者觉得自己有责任向广大读者推介这一重要功能性食品。

　　初乳是大自然为哺育新生儿而专门设计的一种生长因子和免疫因子的浓缩资源，是母亲产后最初几天所分泌的乳汁，是母亲送给呱呱坠地的孩子的第一份礼物，包含了母亲所能提供的一切营养精华和母爱：免疫球蛋白、乳铁蛋白、干扰素、富含脯氨酸的多肽（PRP）、乳过氧化物酶、溶菌酶、类胰岛素生长因子、转化生长因子、神经营养生长因子、表皮生长因子等等，不胜枚举。

　　初乳堪称神奇，神奇在于造化：对人体非常重要的这么多免疫、生长因子，在初乳中竟然组合得如此完美！让我们一起来了解初乳，相信这一过程对于您来说是一种快乐和享受。

　　牛初乳是迄今为止唯一现实的初乳资源，大量异源初乳应用研究已经证明，这种珍贵的天然物质不仅对婴儿而且对各年龄段的人均益处非凡。

　　在免疫学实验室里，笔者亲手验证了牛初乳中免疫球蛋白的生物活性，说明制造活性初乳食品的关键技术已经被攻克。由此，笔者对初乳产品在中国的应用前景充满信心。

　　在即将开创的新生活中，初乳或许成为您解决健康问题的首选天然保健品。

　　初乳，真正的"白金食品"。

曹劲松
2001 年 4 月

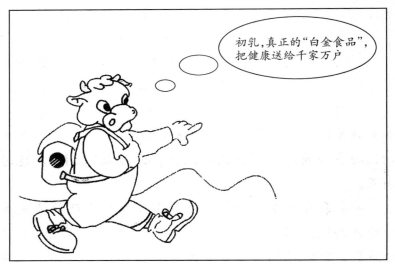

目　　录

初乳是自然界赋予生命最重要的第一份食物，它可以影响初生宝宝甚至其一生的健康，这是任何后期食物均无法替代的，因而世界卫生组织（WHO）及各国政府大力提倡初乳喂养。2000年，初乳被国际食品科技协会（IFT）列为最具发展潜质的天然保健食品，是大自然奉献给21世纪人们的珍贵礼物。

免疫系统就相当于一个国家的国防部，不作战时国防系统也需要庞大的经费维护，看似浪费，却是御敌不可少的开销。所谓"养兵千日，用兵一时"，正常的人体免疫系统，不管有无敌人（致病原）入侵，都需要时刻保持警戒状态，遇到敌人入侵，方能及时反应，适时消灭。

牛初乳含有丰富的免疫球蛋白等多种免疫物质及异常珍贵的生长因子，这些功效组分可以为人体提供额外的抗体，有效维护并强化免疫系统功能，进而提高机体抗病能力。有了它，人类就像装上了新的免疫系统。

有科学家估计，人的自然寿命至少 120 岁，然而，目前大部分人均在 60 岁左右退休，平均寿命 80 岁左右。机体免疫功能不够强大导致循环性器官退化，是人类早衰的重要原因。初乳可更新、修复人体组织细胞，调节血糖和新陈代谢，使人身体健康，充满活力，延缓衰老。

牛初乳作为一种不同凡响的、能提高运动员成绩的最佳食品，正在市场上悄然流行起来。美国、澳大利亚等国家的研究人员透露，他们很早以前就将牛初乳作为运动员的最佳补品，成为外国"马家军"夺金拿牌的"秘密武器"，而又不必担心有服用违禁药物的嫌疑。

牛初乳富含免疫物质、生长因子，对人体胃肠道的健康相当有益。经常食用，既可补充所需的营养物质，又可清理胃肠道腐败物质，改善肠道环境，显著提高成人胃、肠、呼吸道乃至肺黏膜的保护功能，具有卓越的防治疾病作用。

随着人们生活水平的提高，高血脂、高血压、高血糖、类风湿等"现代病"频繁发生，艾滋病、癌症等世纪绝症也在无情地吞噬着人们的生命。初乳是"现代病"和"绝症"的天然杀手。

始于2000年的一系列营养保健趋势调查显示，在强化食品领域，正悄然发生革命性的变化——由过去摄取充足营养素、防止营养缺乏症，变成追求"维持最佳健康状况"。初乳，它调节、维护我们的免疫系统，堪称维持最佳健康状况的终极补品。

第一章

初乳——大自然奉献给 21 世纪的礼物

初乳是自然界赋予生命最重要的第一份食物，它可以影响初生宝宝甚至其一生的健康，这是任何后期食物均无法替代的，因而世界卫生组织（WHO）及各国政府大力提倡初乳喂养。2000 年，初乳被国际食品科技协会（IFT）列为最具开发潜质的天然保健食品，是大自然奉献给 21 世纪人们的珍贵礼物。

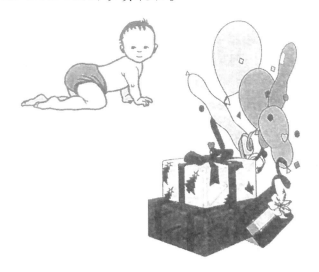

如同在健康食品地平线上出现的一颗璀璨新星，它像人类一样古老，却又像新生的宝宝一般清新和神奇。它将使所有关注健康的人们为之欢欣鼓舞。这便是备受医学营养学专家推崇的、被称为"大自然奉献给21世纪的礼物"——初乳。

初乳是新生命诞生后最初几天母亲乳腺所分泌的汁液，是新生宝宝所能得到的最重要的食物。无私的母亲将这种包含人体所需的一切营养精华和母爱的重要礼物送给她的宝宝，盼望宝宝快快长大。

初乳除了含有丰富的营养外，还富含免疫调节物质和生长因子等活性功效物质，可以帮助宝宝在最初几周的脆弱生命期内迅速适应子宫外环境，加快生长发育，形成抵抗疾病的能力。尤其是宝宝出生后最初一两天，初乳中大量免疫球蛋白（抗体）分子可进入血液及淋巴液中，成为宝宝免疫系统的直接组成部分。

初乳是自然界赋予生命最重要的第一份食物，它可以影响初生宝宝甚至其一生的健康，这是任何后期食物均无法替代的，因而世界卫生组织（WHO）、各国政府及营养医学界多年来均大力提倡初乳喂养。作为全球食品发展潮流的风向标，初乳被国际食品科技协会（IFT）列为未来最具发展潜力的健康食品，实至名归。

初乳的这一神奇功效，最早是由免疫学之父 Paul Ehrlich 博士（诺贝尔奖获得者）于1892年发现的，他首次指出母亲初乳中含有丰富的免疫球蛋白，可传递给婴儿，使免疫系统尚未发育成熟的婴儿能成功抵抗病菌感染。

但母亲初乳毕竟数量有限，牛初乳理所当然地成为加工商品化初乳食品的原料。也有科学家提出过"免疫乳"的构想，即从高免疫力的牛初乳中获得高特异性免疫球蛋白，补充人类免疫系统所需，全面提高人体的免疫能力。

后来研究发现，初乳免疫物质不仅在血液及淋巴系统中具有免疫保护作用，在肠道、支气管及肺中也同样具有免疫保护作用，因此，初乳不仅仅适用于婴幼儿，任何年龄段的人食用初乳后均可从中获益。特别是对癌症放化疗病人，免疫力低下易发生消化道、呼吸道感染者，以及孕产妇、老年人及其他体弱人群，有着妙不可言的作用。

大量存在、采集方便的牛初乳是初乳食品的最佳原料选择，一头黑白花奶牛每次产犊可生产初乳 20 公斤左右，在全世界范围内建立的完善乳品工业体系又充分保证了初乳资源的卫生和安全性。最幸运的是，牛初乳免疫因子和生长因子含量比人初乳更高。例如，对一种最重要的免疫球蛋白 G（IgG）来说，牛初乳中含量为人初乳中含量的 50 ～ 100 倍。

第二章

初乳创造当今新奇迹
人类装上免疫新系统

免疫系统就相当于一个国家的国防部，不作战时国防体系也需要庞大的经费维护，看似浪费，却是御敌不可少的开销。所谓"养兵千日，用兵一时"，正常的人体免疫系统，不管有无敌人（致病原）入侵，都需要时刻保持警戒状态，遇到敌人入侵，方能及时反应，适时消灭。

牛初乳含有丰富的免疫球蛋白等多种免疫物质及异常珍贵的生长因子，这些功效组分可以为人体提供额外的抗体，有效维护并强化免疫系统功能，进而提高机体抗病能力。有了它，人类就像装上了新的免疫系统。

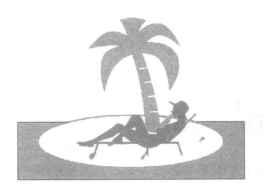

头痛医头，脚痛医脚，这是临床医学的最直观的表现。

21世纪，医学、营养学界提出一种新的观念，那就是告别临床医学，迎接预防医学。

专家们认为，长期以来，就病治病，确实是拆了东墙补西墙的无奈之举。自20世纪发现了青霉素之后，人们以为从此就找到了可以抵抗一切感染的法宝。但仅仅到了20世纪50年代，耐受青霉素的葡萄球菌就出现了。之后人们不断开发研制抗生素，但每开发出一种新的抗生素，不久就会出现毒性更大的耐受该种抗生素的细菌。细心的读者可能有这样的体验：现在的抗生素药物似乎不如过去管用了，哪怕是小小的感冒咳嗽也要数天用药才可能痊愈，这正是细菌耐药性的最直观表现。

所谓"是药三分毒"，药物在杀灭有害菌的同时，也会杀害有益菌，损害人体健康。当人体肠道局部免疫系统功能失调或大量致病菌进入肠道时，有害病原菌就会在肠道中大量繁殖导致肠炎及其它疾病，最直接的表现就是发生腹泻。无疑，人们越来越渴望能找到一种不产生耐药性、没有毒副作用的天然抗菌物质。于是，食品科学家把关注的目光投向天然产物中的免疫球蛋白。

临床医学上常用从血液中提取的免疫球蛋白（主要成分为IgG），采用注射方式供给人体。但出于血液交叉感染的可能性，人们在使用时难免有所顾虑。而且免疫球蛋白针剂必须由医护人员监管、使用，从接受者方面考虑也不方便。

在国家"八五"重点科技（攻关）项目——《鸡蛋中免疫球蛋白的分离提取》研究中，采用生化分离技术将鸡蛋中的卵黄免疫球蛋白（IgG）提取出来，具体应用时，再将免疫球蛋白添加到奶粉中，这种奶粉称为免疫奶粉或功能性球蛋白奶粉，可作为婴幼儿、老人及免疫功能低下人群的功能性抗病食品。

其实，初乳本身就是一种天然富含免疫球蛋白的全新功能性抗菌食品。其富含的免疫球蛋白 IgG 或 IgA 与临床上所用针剂的主要免疫球蛋白（IgG）同样能够支持免疫系统功能，发挥特定的抗菌作用。而且通过食用初乳来摄取免疫球蛋白的方式非常直接、方便，安全、无毒副作用。

在现实生活中，最容易获得也最易于被人接受的初乳便是牛初乳。牛奶在今天是最常见的食品之一，而牛初乳可看作是一种特殊的牛奶。

食用牛初乳能为人体提供被动免疫保护：牛初乳的主要活性成分能清除肠道中的病原菌及其产生的毒素，促进肠道有益菌群的存活、繁殖，调整肠道微生态环境，并有利于营养的消化吸收，减少肠胃气胀，进而减轻免疫系统负担，使先天防御系统能更好地对付肠外其它病菌，预防腹泻、感冒、肺炎等常见疾病。可以从根本上避免或减少各种疾病的发生。

依靠初乳等天然免疫功能食品，人类告别头痛医头、脚痛医脚的时代确实已经为时不远。当然，不要忘记包括初乳在内的保健食品与药物的最大区别就在于，前者以预防疾病为主。

当今人们的生活节奏越来越快，各种社会和家庭压力、责任、负担骤增，环境污染程度逐渐加剧，周围环境中存在着数不清的微生物（如细菌、病毒等）；不适当的生活方式（吸烟、过量饮

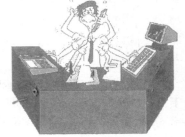

酒、使用食品化学添加剂、饮食不当等）形成的有毒物质及恶性繁殖的身体细胞（如癌细胞），所有这一切对机体的免疫系统来说都是一种巨大的压力，严重地威胁到我们的健康。要想提升健康品质，唯有强化我们自身的免疫系统。

为了对抗种种侵犯，我们人体会支配特异的、复杂的防御系统来保护自身免受有害物质伤害。

人体构造十分神奇，每一部分都有特殊功能并各司其职。主司防御功能的称为免疫系统。免疫系统主要包括第一线的物理、生化防御系统以及第二线的主动防御系统。前者如同构造严密的堡垒，可限制及防止有害病原入侵，主要包括皮肤、汗腺、皮脂腺、黏膜等；后者就如随时待命出击的战士一般，可主动及专一地对抗那些突破机体第一道防线的"漏网之鱼"——入侵病原体，主要反应包括产生抗体、活化免疫细胞等。而完整的免疫系统是在当前后两者都各司其职、完美无缺时，才能发挥其最佳功能。可以说，免疫系统外部的严密固守与随后的内部出击同等重要。

通常，当外界病原入侵时，第一线的物理生化屏障首先保护人体，阻碍病原进入体内。当病原太强悍而逾越或突破第一线防御系统时，这时内部的主动防御系统就得出击，动员体内的免疫球蛋白（抗体）、淋巴细胞等免疫物质，与病原展开另一轮的"免疫战争"。

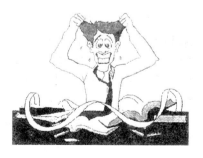

其中抗体在这个防御体系中起着至关重要的作用。主动防御出击的成败，取决于这个系统中特异性抗体等

免疫物质的质量和数量。

所以说，我们的免疫系统就相当于一个国家的国防部，会根据需要针对环境的各种"敌对"病原作出反应，产生并储存具有御敌能力的各种抗体。这种磨炼积累成为人体的免疫经验，将来遇到"敌人"入侵，方能及时反应，投入特异性抗体对特定病原进行"斩首"行动，适时消灭隐患。

事实上，我们之所以会生病，是因为身体给了病原可乘之机，也就是说我们的免疫系统有所缺失。补给不足或者免疫系统怠惰，反应不够快，来不及给病原迎头痛击，清除危害于萌芽之中，一旦病原泛滥，难免就会生病了。

人一旦生病，药物往往只能在旁助阵，真正与疾病搏斗的勇士还是免疫系统本身。此外，药物有副作用，这是一种长期的、定时炸弹般的作用。它们可能会与以前残留在人体内的药物、食品添加剂及肠道或机体组织内的其它物质结合，产生毒性作用或致癌物质。

总之，为了您的健康，经常维护或者强化免疫系统是非常重要的。

牛初乳含有丰富的包括免疫球蛋白在内的多种免疫物质及异常珍贵的生长因子等功效组分，可以为人体提供抗体，有效维护并强化免疫系统功能，进而提高机体抗病能力。有了它，人类就像装上了新的免疫系统。

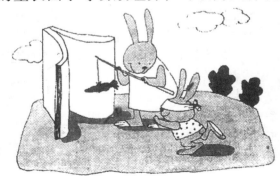

第三章

领袖菜单显科学
初乳食用越千年

初乳并非一种新鲜事物，而是已有数千年食用历史的天然保健食品。在古代，人们就已意识到初乳对人类健康的益处；今天，现代科学揭示了初乳的神奇功效和机理，相信在不久的将来初乳具有更加非凡的开发前景，继续创造一个功能食品的不朽神话。

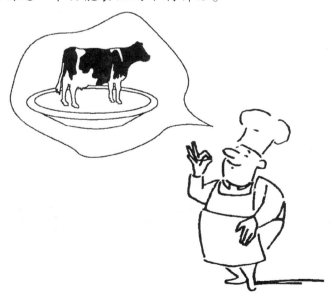

初乳所具有的提高免疫力、改善人体机能等功效，现在已得到世界医学、营养学专家的一致认同和推崇。其实，早在很久以前，民间就已经意识到它独特的功效。

例如，几千年前，印度的 Arurvedic 和 Rishis 就已经发现了牛初乳对健康有益，民间将牛初乳制成糖果作为一种灵丹妙药，迄今仍然颇为流行。他们认为奶牛是神圣的。按照派送普通牛奶的途径，牛初乳被挨家挨户递送到台阶上，成为很多家庭治疗疾病的首选药物。

近百年来，北欧斯堪的纳维亚地区一直利用牛初乳制造可口的初乳布丁，并在布丁上面覆盖一层蜂蜜制成甜品，全家享用，作为一种健康的象征用以庆祝小牛诞生，祝愿人人健康。

在美国，在青霉素和其它抗生素出现以前的数十年间，初乳被视作一种抗病食物，用来抵抗病菌，消除炎症。

学术界对于初乳的关注则始于 18 世纪末，当时研究初乳的西方科学家发现，初乳有益于人和动物幼仔的存活、成长和发展，对疾病的防治具有显著作用。

之后，关于初乳的研究越来越广泛和深入。研究发现，初乳免疫物质能包围攻击侵入人体的致病原，促进肠道有益菌群生长和营养的消化吸收，直接提高人体免疫力；所含生长因子则能促进新生细胞生长，促进儿童大脑、身体发育及受伤组织愈合、修复，加快病体康复；所含的特殊糖蛋白和蛋白酶抑制物，可帮助免疫因子和生长因子抵抗胃肠道消化酶的破坏，使其完整进入肠道，发挥特定生理功能。

古药新用，初乳经历科技的磨砺，又一次焕发了青春。

　　由于过去牛初乳产量低，且不容易保存，长久以来在印度及欧美地区，社会上层人士才有机会享用。例如，印度精神领袖 Rishis 的素食菜单中一直都有牛初乳，认为它不可或缺。今天，科学家与工程技术人员积极研究，终于实现了牛初乳的工业化生产，将产乳区的初乳资源制成终端产品，为普通消费者提供了享用这种贵族食物的机会。

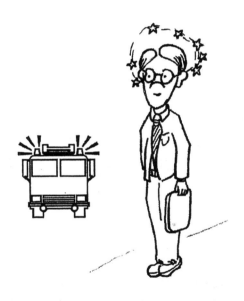

第四章

初乳——白金食品

初乳富含生长因子和免疫因子，它们协调作用可抗菌消炎、杀灭病毒，有效提高机体免疫力，改善胃肠功能，促进组织生长和身体生长发育，是真正的"白金食品"。它对人体健康的独特益处已经被大量科学研究和应用实践所证实。

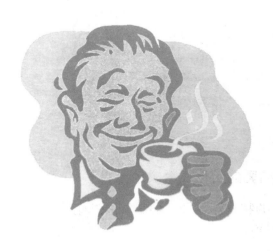

每当一种新的保健产品面市时，我们可能总有疑惑：这种产品是否真的有好处？这是消费心理趋于成熟的标志。通常，一个新产品是通过做广告来宣传它的益处以便被人们接受的，因而我们不知道是否应该相信一种新产品广告宣传的益处。

但在此，笔者想要说明的是：初乳是真正的"白金食品"，它对人体健康的独特益处，是已经为大量科学研究和数千年的人类实践所证明了的。下面就让我们来看看初乳中到底有些什么成分，以及它为何如此备受推崇和值得信赖。

一、初乳的概念

初乳是所有雌性哺乳动物产后 2～3 天内所分泌的乳汁的统称。最优质的初乳应该为产后第一次乳汁。

Taber's cyclopedic 医学典籍第 16 版定义初乳为：哺乳动物妊娠的第 4 个月开始所分泌的乳汁，但一般是指产后 2～3 天、真正的泌乳期之前所分泌的乳汁。

在农牧场里，牧农一般将乳牛产犊后 7 天内的乳汁称为牛初乳。

现代乳品工业以乳牛产犊后最初 6 次所挤的乳汁作为通常意义上的牛初乳。

二、初乳的活性成分

初乳的特殊性首先体现在化学组成上。以牛初乳为例，与普通牛奶相比，牛初乳蛋白质含量更高，脂肪和糖含量较低，铁含量为普通乳汁的 10～17 倍，维生素 D 和 A 分别为普通乳汁的 3 倍和 10 倍。更重要的是，初乳还含有下列很多可以调节人体机能的生理活性成分。

1. 免疫球蛋白

免疫球蛋白简称 Ig。迄今为止，共发现 5 种免疫球蛋白，分别为 IgG、IgA、IgM、IgE 和 IgD。其中牛初乳中最普遍的是 IgG，其含量特别高，为人初乳的 50～100 倍，也是哺乳动物体内起主要作用的一种免疫球蛋白。

IgG 分布很广，比其它免疫球蛋白更容易透过毛细血管而弥散到组织间隙中，所以身体的大部分组织乃至脑髓中都有 IgG 存在。由于 IgG 分布很广，含量高，因而具有很强的防御功能，是机体重要的抗菌、抗病毒和抗毒素抗体。IgG 又是唯一能通过胎盘由母体供给胎儿的免疫球蛋白，所以在新生儿的最初几周内，IgG 在抗感染方面发挥主要的防卫作用，可消除病原微生物及毒素的危害。

切记，初生婴儿和动物幼仔的免疫能力完全得益于母亲的关怀，因为他们自身的防御系统还很不健全。

初生婴儿在 6 个月内，母乳中的 IgG 也可透过婴儿肠襞进入体内，在新生儿自身免疫系统发育成熟、正常运作之前，可以保护其免受病原侵袭，从而延续着其防卫作用，延续着母爱与关怀。

同样，初乳对成年人也具有提高免疫力的功效，这同样得益于大自然的造化：初乳含有大量防止活性蛋白组分降解的"蛋白酶抑制因子"。这是初乳与其它一切类似的保健食品的根本区别，它是一种天然的"白金组合食品"。

据测定，优质的初乳含有的免疫球蛋白约占其蛋白质总量的 16%。而在动物实验中发现特异性 IgG 抗体含量达到 0.005%，即可达到预防某些疾病的效果。

　2. 其它免疫调节物质

　　初乳还含有其它很多与机体免疫有关的物质，对您的健康同样不可或缺。您可能仍然觉得"免疫"一词难以理解，不妨简单将其看成是"抗病"的代名词。

　（1）铁合蛋白

　　铁合蛋白包括乳铁蛋白和转铁蛋白，其特点是不易被消化酶水解，具有广谱抗菌能力，可促进肠道有益菌（短双歧杆菌）生长，增强人体对营养的吸收；极易与铁离子结合，能将机体所需铁离子运输到血红细胞，且使有害的细菌和病毒无法得到其生长所需的铁，从而增强机体免疫力；它还可抑制体内自由基生成，起到缓解类风湿性关节炎和抗衰老作用。

　（2）乳清蛋白

　　乳清蛋白是多种活性蛋白质的混合物，能有效抑制病毒繁殖，预防肠道癌形成，同时刺激骨骼生长，具有降低胆固醇和减肥功能。

　（3）乳过氧化物酶

　　乳过氧化物酶能破坏病原菌的外膜蛋白、运送系统及核酸等组件；有效中和体内所产生的过氧化物，避免过氧化物在体内积聚引起的伤害和老化反应，如老人斑、器官老化等。

　（4）脯氨酸多肽（PRP）

　　哺乳动物初乳内含有一种特殊的多肽物质，即脯氨酸多肽（PRP），它可支持和调节胸腺（免疫系统控制中心），能抑制过分活跃的或激活不活跃的免疫系统，是一种重要的免疫调节物质。细心的读者会有这样的疑问：难道我们的身体还有需要抑制免疫反应的时候吗？答案是肯定的。

初乳 PRP 可增加皮肤微血管的通透性，刺激或抑制免疫反应。这种活性对于人体有重要意义。例如，类风湿性关节炎、狼疮、早老性痴呆症和过敏等自体免疫疾病中，免疫系统丧失识别能力，攻击自己人，此时就非常需要 PRP 来抑制免疫反应。

初乳就像一位充满智慧的保健医师，可以根据使用者的具体情况区别对待。

（5）糖蛋白

糖蛋白有的直接作为蛋白酶抑制物，有的作为初步消化产物减弱食物对胃肠道分泌的刺激作用。它们有助于防止免疫和生长因子在通过强酸性的消化系统时被破坏。

大自然是最高明的保健师，只有它才可能开发、调配出像初乳这样能够确保活性成分有效性的保健品。

（6）细胞活素

细胞活素包括白细胞介素、干扰素和淋巴因子，能刺激淋巴腺、胸腺，具有抗病毒免疫功能。初乳含有不少仍具活力的白细胞，数量最多的是中性白细胞和巨噬细胞，也有淋巴细胞（以 T 淋巴细胞为主），能够在肠道内产生干扰素和其它健康保护因子。

（7）免疫调节肽

免疫调节肽具有抗菌抗病毒活性。

（8）溶菌酶

溶菌酶可分解细菌，同时协助白细胞、巨噬细胞、

16

补体及抗体杀灭细菌。

（9）核苷酸

核苷酸对细胞代谢有重要作用。初乳中最重要的是腺嘌呤单磷酸核苷酸（AMP），其作为 ADP 前体，为机体细胞活动提供能量，调控细胞代谢，调节激素和其它激活因子的运输。初乳中其它核苷酸可帮助碳水化合物代谢。

3. 生长因子

生长因子是初乳中另外一大类重要而珍贵的活性成分。除用作药物外，生长因子最初主要是作为化妆品。例如，近年流行的"羊胎素"，其中主要活性成分便是表皮生长因子（EGF）。一些著名演艺圈人士更是直接通过注射这类物质来保持青春靓丽的容颜。

现在，告诉您一个保健养颜的秘诀：选择初乳。大量研究显示，初乳内生长因子、激素的天然组合近乎完美，口服初乳同样会令人对您刮目相看。

（1）类胰岛素生长因子（IGF）

类胰岛素生长因子（IGF）可促进体细胞对葡萄糖和氨基酸的吸收，帮助平衡血液糖分。

（2）表皮生长因子（EGF）

表皮生长因子（EGF）对糖尿病患者的慢性溃疡有改善效果；对烧伤病人可加

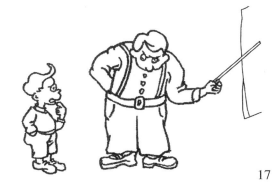

速角质化细胞生长；加速角膜移植后的外伤愈合。

（3）转化生长因子（TGF）

转化生长因子（TGF）是一种多肽分子，可促进细胞增殖、组织修复和维护（即伤口愈合）以及胚胎发育。F. J. Ballard 博士发现，牛初乳促进细胞有丝分裂的效力为人初乳的 100 倍。除具备表皮生长因子（EGF）的作用外，TGF 还可减少肿瘤块血管的形成，使初步受损的癌组织彻底坏死。

初乳在这个方面的神奇作用使之特别适于外用。当您遇到诸如湿疹、皮炎、粉刺以及牛皮癣等皮肤问题时，涂抹初乳制品可有效解决难题，帮助您恢复自信。

（4）纤维细胞生长因子（FGF）

纤维细胞生长因子（FGF）可影响多种内分泌和神经细胞的生长和功能；刺激并行血管形成，对局部缺血的恢复有一定作用；促进伤口愈合、神经再生和软骨修复。

（5）神经营养生长因子（NGF）

神经营养生长因子（NGF）促进神经组织的修复，具有较强口服活性。

（6）骨骼生长因子

骨骼生长因子促进骨骼生长和身体发育。

（7）红细胞、血小板生长因子

红细胞、血小板生长因子促进红细胞、血小板的制造。

食用真正的初乳，您没有过敏的危险，因为它的化学组成与普通牛奶完全不同。笔者至今还没有看到一例关于初乳过敏反应的报道。

三、初乳的生理功能

正是因为初乳富含上述多种生理活性组分，因而具有提高机体免疫力、改善人体机能等一系列功效。

20 世纪 70 年代研究发现，初乳内含量非常丰富的免疫球蛋白原来自有妙用：新生命诞生后，其肠襞上有一定量的大孔，免疫球蛋白分子可经这些孔直接进入血液及淋巴液中，成为新生儿免疫保护系统的直接组成部分。

由于肠襞大孔在一段时间后就会闭合，因此在当时很多科学家认为如果在这之后食用初乳，所起的作用将不大。但在 20 世纪 70 年代末期，英国的 David Tyrrell 医生发现初乳免疫物质所提供的保护作用不仅仅在血液或淋巴系统中，其参与的免疫反应也在肠道、支气管以及肺的分支空腔中发挥作用。这表明任何年龄的人均能从初乳中获益。

后来发现，秘密在于免疫球蛋白独特的结构，它天然就是不容易被消化的物质，仅形成较大碎片激活肠道免疫细胞，引发全身性免疫反应。免疫球蛋白被胃肠道酶降解后的片段也可进入肠细胞，直接成为机体组装免疫球蛋白的半成品，使得免疫球蛋白生成速度倍增，所以医生发现：儿童服用 IgG 后几小时，血液抗体浓度迅速升高。

1. 增强机体免疫力

初乳中含有丰富的免疫物质，经常食用可增强或维护人的抗病能力。其中的广谱抗菌、抗病毒物质（如免疫球蛋白、乳铁蛋白、巨噬细胞、溶菌酶等）能够显著增强人体抵抗流感、肺炎、腹泻等各种疾病的能力。

2. 改善胃肠功能

牛初乳中的主要活性功能组分可清除肠道中病原菌及其所产生的毒素，促进有益菌群的存活繁殖和营养的消化吸收，调整肠道的微生态环境，减少胃肠气胀；防治胃肠炎症，促进溃疡愈合；进而减轻免疫系统负担，使先天防御系统能更好地对付肠外其它致病菌，维护人体健康。牛初乳中还含有特殊糖蛋白和蛋白酶抑制剂，可保护功能组分在人体消化道内免受破坏，确保其到达肠道后仍具有功能活性。

3. 抗菌消炎

大肠杆菌是肠道中发现的最普通的细菌之一。大肠杆菌有好几种，有些非常危险，会引起腹泻、尿道感染等问题。其代谢废物的毒性也很高，只要发现有大肠杆菌的地方，肠襞就会发炎。法国科技大学研究表明，初乳中 IgG 等免疫物质能抑制大肠杆菌的生长和增殖；阿拉巴马大学研究也发现，初乳中免疫球蛋白、乳铁蛋白、乳过氧化物酶等能非常有效地控制大肠杆菌。这些免疫物质通过阻止大肠杆菌及其高毒性废物黏附到肠襞上，从而防止肠道发炎和腹泻的发生。

肺炎链球菌可引起严重肺炎。瑞典哥特堡大学研究发现初乳中免疫球蛋白之外的其它免疫物质可阻止链球菌通过呼吸道感染黏附到肺的上皮组织；这些物质对中耳炎也有一定防治效果。

布法罗纽约州立大学的三位医生发现大肠杆菌、沙门氏菌、弗氏志贺菌、霍乱菌、肺炎链球菌、百日咳杆菌、变异链球菌等细菌可被初乳中的抗体很好地控制，从而可避免肠炎性腹泻、肺炎、百日咳、龋齿等疾病的发生。

可以说，关于初乳免疫物质有助于控制细菌、消除炎症的证据已非常确凿。

4. 抗病毒活性

初乳富含的免疫球蛋白可能成为抗体，而特异性抗体正是摧毁病毒的生力军。

当今世界，看不见、摸不着的病毒对健康来说最具危险性，初乳正是能阻止病毒在体内繁殖的少数物质之一。流感、疱疹和艾滋病是由病毒引起的，至今尚无特效治疗方法。Isaac Asimov 博士曾在世界病毒会议上提到："直到现在还存在这种可能性，一种病毒的爆发，每年可以杀死百万、千万甚至上亿的人。"病毒一旦突变，立即研究一种药物来控制一种新形成的病毒几乎是不可能的。

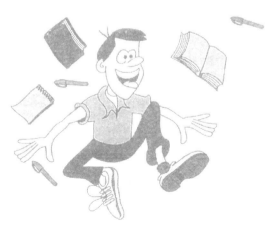

抗生素，一度被推崇为如此神奇的药物，可用来对付多种细菌性疾病，对单一的已知病毒却无任何控制作用。

抗体，它可以使病毒失活。也只有抗体才能从容追踪病毒突变的速度和趋势。

E. L. palmer 博士在 1980 年交给佐治亚州亚特兰大疾病控制中心的关于初乳的研究报告中指出："初乳中含有广谱的抗病毒因子，现已广为人知。"

病毒对人体最常见的危害是能致人咳嗽和患流感，并且频繁发生。实践证明，初乳在驱逐这些病毒方面有相当不错的效果。20 世纪 70 年代，在中国妇女初乳内发现存在对抗流感病毒的专门抗体，曾一度引起学术界轰动。如果您是一位母亲，注意到自己的孩子反复感染，且久治不愈，初乳无疑是最佳选择。

1980 年，英国 Worthwick Park 医院临床研究中心的 David Tyrrell 博士认为，初乳中抗体可结合到病毒表面预防其感染。初乳中的低聚糖和多糖也可抵抗病毒，干扰这些可怕病原与肠黏膜细胞的结合。

支气管炎和肺炎常由呼吸合胞体病毒引起。当人畜接触这种病毒时，机体根据"记忆"形成相应的保护性抗体（IgG 和 IgA）对抗这种病毒，并通过初乳分泌出来，保护幼仔。

前些年，日本北里研究所和企业合作，通过临床试验证实牛奶中的乳铁蛋白能够使丙型肝炎病毒减少，可成为丙肝的一种辅助疗法。研究人员在试验中让丙型肝炎患者每天服用 0.6 克乳铁蛋白（2～3 升牛奶中的含量）。3 个月后，患者血液里的丙肝病毒量平均比服用前减少了大约 30%。14 名患者中有 6 人的病毒量减少到一半以下，肝功能得到改善，而且最大的好处在于没有产生明显的副作用。新华社 2001 年 5 月 14 日第一时间报道了这个消息。初乳中的乳铁蛋白浓度为普通牛乳的 10 倍以上。

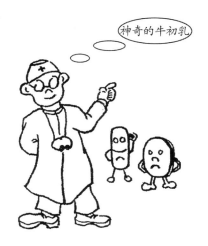

神奇的牛初乳

20 世纪 70 年代后期，香港大学进行的一项研究表明，初乳中含有白细胞，在合适条件下，能产生干扰素和淋巴细胞，有望延长晚期艾滋病患者的寿命。并且发现初乳中的白细胞可有效控制很难对付的白色假丝酵母感染。

纽约州立大学的其他研究人员也声称已发现初乳中的特异性抗体可对抗白色假丝酵母。寻找对付假丝酵母的天然药物存在许多困难，这些实验结果确实是令人鼓舞的好消息。

这些研究充分表明：初乳可以有效地抵抗很多类型的病毒感染，是病毒克星。这一点毋庸置疑。

5. 促进受伤组织愈合

初乳中各种生长因子能促进细胞正常生长、加快组织修复和外伤痊愈。当人体化疗、受伤或术后，其表皮、肌肉、骨骼等受伤组织的痊愈需要大量生长因子，这类病人摄入初乳后，会直接吸收其中的生长因子，从而促进受伤肌肉、皮肤胶原质、软骨和神经组织的修复，强健肌肉，修复 RNA 和 DNA，平衡血糖，使反应敏锐。

此外，初乳中含有丰富的免疫因子，可攻击侵入人体的抗原，抑制致病菌繁殖，抵抗感染，也加快伤患处愈合。因此，牛初乳在国外常应用于烧伤、外伤及化疗后的辅助治疗，是一些名医的常用方法。

经过提炼的初乳外用于疤痕表面，可消疤于无声无息。

有关初乳与人体免疫系统的关系，可以总结为一句话：初乳是大自然专门设计来保护、激活、调节和支持我们的免疫系统的天然食物，特点是高效安全。

6. 强化营养吸收，促进生长发育

初乳能提供丰富的维生素、蛋白质、矿物质（特别是钙、磷）及其它营养素。其天然配比均衡，营养容易吸收，对各类人群来说都不失为最好的营养佳品。例如，老人患病危险性更高，其中一个原因是胃肠道功能退化造成营养素缺乏，进而削弱免疫能力。在初乳内发现的酶可支援整个消化过程，帮助营养素吸收和利用。

据说，"二战"后国民体质普遍增强的日本就非常重视奶在饮食中的重要性，甚至提出"一天一杯牛奶，强壮一个民族"的口号。

对于孩子而言，牛初乳中的多种生长因子等还可促进大脑、骨骼、牙齿的发育，确保健康成长。这在下一章将详细介绍。

第五章

初乳——孩子健康成长的保证

初乳可直接提高孩子的免疫力，补充免疫系统的不足，减少呼吸道、胃肠道等发生感染的机会；并能促进孩子大脑、骨骼、牙齿发育，使孩子能够健康安全地成长，迈向美好未来。

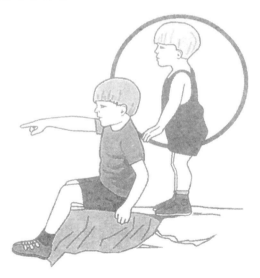

对年轻的父母来说，孩子多病，是令人既担心又无奈的事。孩子吃了很多滋补品和营养品，还是弱不禁风，打针吃药已经成了这些孩子的家常便饭。一句"再也不用经常打针了！"的初乳广告词打动了多少父母的心。

孩子体质差，经常感冒发烧，看一次病动辄几百元，还不算带孩子去看病的误工费、交通费等。若用同样或更少的钱，既能使孩子少受病痛困扰，确保孩子健康成长，又能让父母少操心，有谁会不乐意呢？

其实，要想孩子健康成长，彻底增强孩子的免疫力，改善其体质才是根本。科学研究发现，真正能提高孩子免疫力的是免疫球蛋白。通常，流感、肝炎等是由病毒引起的，抗生素不仅无法有效杀死病毒，而且还会带来很多副作用。抗体是人体中最有效的对付病毒的物质。

一般来说，孩子出生后，其体内的抗体（主要为IgG）几乎都是由母亲在孕期通过胎盘传递以及哺乳期通过乳汁授予的，借助妈妈的无私关怀，其体内的抗体水平才得以与成人接近，因而，婴儿出生后头几个月很少生病。

之后，母亲传递给婴儿的抗体逐渐消耗，两三个月后约降为出生时的1/3，一直到6岁左右，孩子自身免疫系统发育健全后才接近成人水平。在医学上，将3个月至6岁之间称为"生理上的免疫功能不全期"。这一时期的婴幼儿自身免疫系统未发育成熟，抵抗力差，易患感冒、腹泻、肺炎等常见感染性疾病，影响发育和身体健康。

显然，此时若能适当补充免疫球蛋白，强化孩子的免疫系统，就可以预防这些疾病的发生。有些医生建议

26

给婴幼儿打免疫球蛋白针，但出于血液交叉感染因素（甲肝、乙肝、艾滋病等）考虑，显然是不理想的，父母不太愿意给孩子使用是容易理解的。

研究发现，乳牛产犊后最初几天的初乳中含有丰富的免疫球蛋白，能为婴幼儿提供抵抗许多疾病的暂时免疫力，减少呼吸道、胃肠道等发生感染的机会，使孩子能够健康安全地成长，直到孩子免疫系统"强壮"起来。牛初乳是迄今为止所发现的除人初乳外最重要的富含免疫球蛋白的纯天然抗病食物。这是牛初乳与其它一切保健品的根本区别，而且牛初乳是纯天然食品，非常安全，食用方便。

牛初乳还有助于正常的肠运动，可增殖婴幼儿肠道所需的嗜酸双歧杆菌，刺激身体生长发育，并激发很多其它有益的身体功能。有研究人员估计，初乳在新生儿体内至少有 50 种功能，能为婴幼儿提供持久的益处，直至一生。可以说，是初乳成就了健康的未来。

牛初乳容易被吸收，适合孩子的生理特点。正因为如此，牛初乳才广受年轻父母的欢迎。其实，牛初乳的神奇功效在欧美国家早已是蜚声遐迩，素有纯天然健康"白金食品"的称号。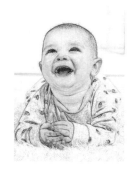

富含抵御病毒和细菌侵袭的活性免疫球蛋白的牛初乳除了能增强孩子免疫力、减少生病的机会外，还有如下功能：

1. 预防龋齿

通常，龋齿是由一种称作变异链球菌的细菌引起的，这种细菌会利用牙齿上残留的食物残渣而生长繁殖，同时分泌酸性物质腐蚀牙齿造成龋齿。调查发现，当今社会孩子患龋齿率仍然很高。

牛初乳含有能抵抗这种变异链球菌的物质，称为"抗变异链球菌抗体"，可中和这类细菌，预防龋齿发生。此外，牛初乳含有的丰富矿物质可促进牙齿生长，确保牙齿健康发育。

在国外，一些高级漱口水添加了少量初乳，对各种牙疾有不错的效果。

2. 促进生长发育

牛初乳能提供丰富的维生素（特别是孩子最易缺乏的 B 族维生素含量特别丰富）、蛋白质、矿物质及其它营养素，并含有多种与发育有关的生长因子。经常摄入牛初乳能促进孩子脑部发育，帮助骨骼及牙齿生长，预防贫血发生和生长迟缓，对确保孩子健康成长相当有益。

3. 纠正厌食

不少人反映，食用初乳后增进了食欲。

厌食现象是很常见的，主要是因挑食引起的不规律不平衡的进食对摄食中枢不断刺激引起的紊乱状态，对孩子的生长发育构成威胁。厌食常引起营养不良、贫血、智力低下、反应迟钝、多病等，阻碍了孩子的生长，甚至对其今后一生的健康都会有不利影响。

近年来发现厌食在成人——特别是成年女性中也多见。成人厌食与工作压力、环境因素、心理因素及疾病等有关。

治疗厌食最根本的还是要从食疗做起，摄取那些既能调整因厌食而带来的机体功能紊乱又能补充所需营养的食物是最理想的选择。

牛初乳中的生物活性调节肽、微量元素载体蛋白及生长因子等可不断作用于丘脑中的摄食中枢，调节正常食欲，一般服用 1 ～ 3 个月可有效纠正厌食。而且，牛初乳为营养丰富且易消化吸收的高级补品，可弥补长期厌食或节食引起的体内营养匮乏，迅速调整人体机能。

再告诉您一个难以置信的秘密：对于食欲过于旺盛者，初乳又能够抑制食欲！

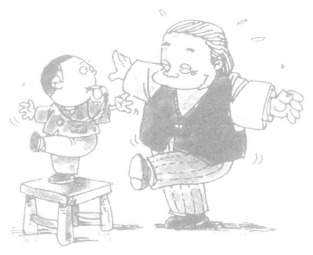

第六章

初乳让母强子健保安康

初乳中丰富的营养为孕妇活动和腹中宝宝发育所需，更为重要的是，初乳中的免疫物质不仅可增强孕产妇自身免疫能力，更可将这种"抗病能力"传递给宝宝，呵护宝宝的健康。

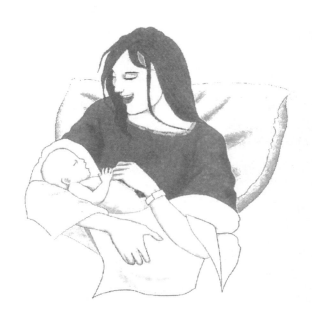

孕产妇的健康不仅关系到自身的生活质量，更会影响到宝宝的生长发育。特别是妊娠早期孕妇，抵抗力相对较差，容易罹患疾病，而且药物以及许多病毒性疾病如风疹、流感、腮腺炎等，均有可能导致胎儿畸形。因此，为了宝宝的健康，孕产期保健特别重要，应尽量减少药物摄入量。

牛初乳可谓是孕产妇的保健良方。作为天然富含活性免疫球蛋白的抗病食物，它除了富含优质蛋白质、必需脂肪酸、矿物质（尤其是钙、磷等）和维生素等营养组分外，还含有更重要的、丰富的功能性组分，包括免疫球蛋白、乳清蛋白、乳铁蛋白、活性肽、多种酶以及保护这些活性成分免遭胃肠道破坏的蛋白酶抑制物、各种生长因子等等。

在动物实验中，饲喂的蛋白酶抑制因子可进入血液，出现在分泌乳汁中。

初乳组分可调节和增强机体免疫力，诱导干扰素产生，直接或间接与细菌病毒结合，起到抗菌、抗病毒作用，从而显著增强孕产妇抗病能力，提高她们抵抗流感、肺炎、腹泻、风疹等各种疾病的能力，并且无副作用，不会给母亲和宝宝带来不良影响。

科学研究证实，IgG 是唯一一种能够通过母亲胎盘传递给腹中宝宝的免疫球蛋白，使孩子一出生就具有最初的免疫力。

孕妇若经常食用牛初乳，其中丰富的营养（如蛋白质、钙等）不仅为孕妇活动和腹中宝宝发育所需；而且通过吸收或摄食牛初乳引发的机体免疫反应均会增加血液中的 IgG 抗体浓度。这不仅可增强孕妇自身免疫能力，使之不易生病，更可通过胎盘传递给腹中宝宝，这样的宝宝会健康发育，出生后免疫系统也更加完善，身体会更加健康，不易生病。另一方面，产妇食用牛初乳后，初乳中的功能组分诱发机体产生的免疫球蛋白也可通过乳汁直接传递给婴儿，使母乳喂养的幼儿免疫力得以提高。

选择牛初乳，真正可以做到：母强子健保安康。

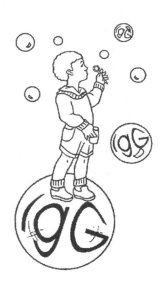

第七章

多食初乳，延年益寿

有科学家估计，人的自然寿命至少 120 岁。然而，目前大部分人均在 60 岁左右退休，平均寿命 80 岁左右。机体免疫功能不够强大导致循环性器官退化，是人类早衰的重要原因。初乳可更新、修复人体组织细胞，调节血糖和新陈代谢，使人身体健康，充满活力，延缓衰老。

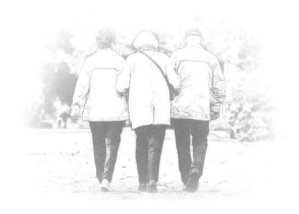

对正常人来说，随着年龄增大，体内免疫物质和生长因子等的生成速度逐渐下降。体内生长因子减少，皮肤将逐渐失去弹性，脂肪积累，骨头变脆，肌肉收缩，因此人会逐渐衰老。而免疫物质减少，又会加快这种衰老过程。

Benjamin Frank 博士对青春和年龄进行研究表明，RNA 是人类营养中最重要的保持青春因子之一。他鼓励病人多吃富含 RNA 的食物以维持健康，保证能量水平，确保青春长驻。

初乳富含生长因子，可有效刺激 DNA、RNA 的合成、修复。研究人员已发现初乳中的类胰岛素生长因子可阻止蛋白质被破坏，促进 DNA、RNA 的合成以及蛋白质的修复。

初乳还能直接补充身体所需的生长因子，减缓这种衰老趋势。它可更新人体组织细胞，修复肌肉、骨骼、皮肤及身体其它组织，调节血糖和新陈代谢，改善心肺功能，使人身体健康，充满活力，还可恢复肌肉和皮肤弹性，阻碍皱纹和老人斑的生成，具有明显的抗衰老作用。

在不远的将来，事实将会向世人证明：食用初乳，结合适当的营养、锻炼、睡眠，可延年益寿。

科学家认为，很多老化过程实际上是由人体衰退的天然免疫系统促发的。初乳恰恰可以扭转这一衰竭过程，强壮机体的免疫系统，对人体的每一器官、腺体和组织起到天然保护作用。

一位因胃癌而胃部分切除的患者在接受化疗的同时服用初乳，数日后，他的血细胞计数开始增加，呕吐症状明显减轻，头发脱落停止，并明显有新发长出。停止使用初乳后，头发又开始脱落，并且恶心作呕。他确信是初乳防止了恶心和头发脱落。

这个例子可以说明初乳对细胞、组织生长、修复的帮助作用。

其实，长寿的真正秘诀不是仅仅消除疾病症状，而是从日常生活开始维护自身的免疫系统。关心机体的整体健康，维持最佳的生活状态，这才是真正的永葆青春之道。

第八章

当代体坛神话的背后

　　牛初乳作为一种不同凡响的、能提高运动员成绩的最佳食品，正在市场上悄然流行起来。美国、澳大利亚等国家的研究人员透露，他们很早以前就将牛初乳作为运动员的最佳补品，成为外国"马家军"夺金拿牌的"秘密武器"，而又不必担心有服用违禁药物的嫌疑。

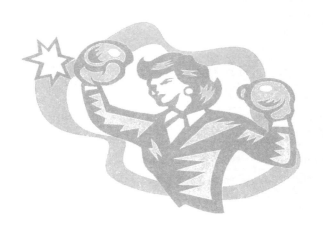

澳大利亚某报报道：一种不同凡响的、能提高运动员成绩的最佳食品正在市场上悄然流行起来，它就是营养学家、医学家极力推崇的牛初乳。1998年，我国《参考消息》透露了这一消息，当时引起各方广泛关注。

　　美国、澳大利亚等国家的研究人员做过一系列牛初乳制品影响不同运动项目运动员成绩的试验。例如，南澳大利亚大学的运动生理学家琼·巴利克对40名运动员进行为期8周的研究发现，与食用一种蛋白安慰剂的运动员相比，每天食用牛初乳的运动员的耐力要强得多。

　　在上半节训练课时，食用牛初乳的运动员表现跟一般运动员无异，经过小休后，在下半节的表现却明显胜过其他运动员（提高20%），因而相信牛初乳的神妙之处，是能令运动员体力加快恢复。

　　巴利克说牛初乳可使运动员"跑的时间更长、距离更远"，这对耐力型项目（如足球）有明显益处。他说"你可以在中场休息期间得到更好的恢复，在下半场更努力、更有希望战胜对手"。

　　这所大学所进行的另外一项研究结果表明，与力量型项目（如铁饼、铅球和短跑）运动员的训练计划结合起来，牛初乳可以增强运动员肌力，减少身体脂肪，促进肌肉合成。

　　巴利克说，这种神奇物质还能帮助减肥和医治慢性过度疲劳等病症。他说，体育当局很有可能会密切关注牛初乳及其效力，巴利克认为没有任何理由禁止运动员公开使用这种物质。根据定义，这只是食物补品，是奶，不是药物，因此服用牛初乳并不违反赛事规条。

　　科学家们研究还发现，牛初乳的这种神奇作用正在于它含有丰富的免疫物质和生长因子等功能组分。

　　运动员一直在寻找可提高运动性能、使他们在竞争者中出线的补剂，初乳的出现可谓"踏破铁鞋无觅处，得来全不费功夫"。初乳已经成了运动领域大量科学研究的焦点。

　　在中国，一些优秀的运动员已经发现初乳可以显著缩短运动后的恢复过程，使他们能进行时间更长、强度更大的训练。高素质的专业运动队也已经报道了初乳补剂在增强体力、适应性及运动性能方面的益处，并且初乳还可能减少严格训练中感染和生病的机会。

　　初乳属于天然物质，不能对其拥有的神奇保健功能申请专利。

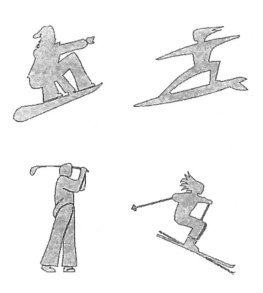

第九章

改善肠胃功能有秘方

牛初乳富含免疫物质、生长因子，对人体胃肠道的健康相当有益。经常食用，既可补充所需的营养物质，又可清理胃肠道腐败物质，改善肠道环境，显著提高成人胃、肠、呼吸道乃至肺黏膜的保护功能，具有卓越的防治疾病作用。

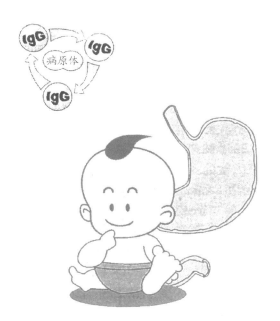

胃肠道是身体内部与外界接触最频繁的部位，胃肠道功能的好坏直接影响到机体的健康状况。特别是肠道和肺、支气管间存在着固有的生理关系，因而肠道对人体健康至关重要。

　　此外，肠道又是人体最易受污染的部位，是致病原和有毒物质进入血液而抑制免疫系统、为将来疾病滋生打下埋伏的基本通道。

　　作为疾病栅栏的肠黏膜，更容易成为有害菌的培育温床。所有从口腔进入的食物，都得在肠道消化、吸收，因而肠道接触到的病原菌也最多，肠道防御功能的重要性可见一斑。若是肠道黏膜受破坏，则在此形成一"漏洞"，病原菌不但可长驱直入，更可在此繁殖、滋生，进而直接由肠道吸收有害抗原进入血液循环，危害人体健康。黏膜受破坏常常是由于不当的饮食、过量的烟酒及紧张疲劳、生活压力和化学药物等等引起的，这种破坏无时无刻不在进行着，令人防不胜防。

　　此外，肠道健康还与"肠道菌群"有关：原本在肠道就存在着正常的微生物菌群，这些菌群间的生物平衡（即有益细菌与有害细菌间的种类与数量能维持在一定的比例）是最重要的保护要素，若菌群间平衡良好，则能抑制致病微生物的生长，维持一有效、健康的肠道，但这种平衡也常会受到外界因素（如药物、烟酒、饮食等）的干扰而被破坏。

　　近年来，抗生素、磺胺类药物及抗组胺药的滥用破坏了肠道中有益菌体系，使肠道产生高毒性环境，致病菌得以滋生，免疫系统变弱而易受伤害，使原本正常的防御体系处于崩溃的边缘。如果肠道中平均毒素过量，正常的防御体系和清洁组分（如嗜酸双歧杆菌）都将处在崩溃的边缘——如果它们还未崩溃的话。

赶在疾病暴发之前，清理致病的环境势在必行！

胃肠疾病专家甚至称：如果能清洁或消除肠道腐败物质，仔细照顾好肠的话，可防止80%以上疾病的发生。

牛初乳富含免疫物质、生长因子，对人体胃肠道健康的益处已经得以证实。经常食用牛初乳，既可补充人体所需的营养物质，还可清理胃肠道腐败环境，显著提高成人肠胃保护功能，具有卓越的防治疾病作用。

人体肠道存在局部免疫机制，当有害菌侵入肠道后，会刺激肠黏膜，使肠道的局部免疫系统产生特异性的免疫球蛋白或溶菌酶，控制病原菌的感染滋生、定植和增殖。但这一作用是有限的，当大量致病菌入侵或肠道的局部免疫系统功能失调时，这些有害病原菌就会在肠道中大量增殖，从而导致肠炎等疾病，最常见的表现就是腹泻和溃疡。这时需要外界提供帮助以对付入侵的有害菌。

牛初乳能为人体提供这种被动免疫保护。牛初乳中的活性功能组分（如免疫球蛋白等）能首先清除肠道中病原菌及其所产生的毒素，促进有益菌群的存活定植和营养的消化吸收，调整肠道的微生态环境，可以减少胃肠气胀；帮助消除炎症，促进溃疡愈合；减轻免疫系统的负担，使先天防御系统能更好地对付肠外其它致病菌，进而有效防治多种疾病，维护人体健康。

关于初乳对胃肠疾病的帮助作用，美国的 John Harvey 博士曾经讲述了这样一个例子：

一天，他接到为著名的 Dionne 五胞胎接生的加拿大医生的紧急电话，说五胞胎中的两个有严重肠道问题。他考虑这可能是因为母亲没有足够的初乳提供给五个新生女婴以建立健康的肠道微环境。于是他带了一些嗜酸双歧乳杆菌至加拿大，这两个女婴食用后即痊愈了。这证实了他的推断。

其实，关于初乳对胃肠功能的改善，已被许多更为直接的临床应用所证明。

基本说来，初乳通过保护肠道，可使免疫系统解放出来，从而使机体在保护身体其它部分不受有害细菌、病毒的侵袭方面更具活力。当今社会，我们的免疫系统正持续超负荷工作，必须照顾好它们。笔者认为，能照顾好我们的免疫系统的最好食物就是初乳。

第十章

"现代病"和"绝症"遭遇强劲敌手

随着人们生活水平的提高,高血脂、高血压、高血糖、类风湿等"现代病"频繁发生,艾滋病、癌症等世纪绝症也在无情地吞噬着人们的生命。初乳是"现代病"和"绝症"的天然杀手。

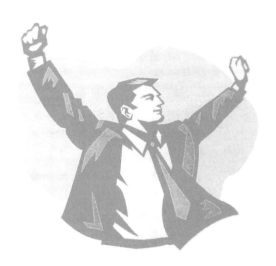

随着人们生活水平的提高，肉食而使脂肪摄入增多，汽车代步而致活动量减少，抽烟饮酒，等等，加之现代化程度越来越高而带来的工业"三废"污染、荧屏辐射、电磁波辐射等等交相侵袭人类，使我们体内自由基聚集，身体免疫力下降，血液中胆固醇和甘油三酯不能顺畅排出而沉积在血管内，导致冠心病、心绞痛和高血压。如发生在脑部，则形成脑血栓，甚至脑溢血。随着血脂增高，肝脏脂肪浸润，以致形成脂肪肝。人到中老年后，由于生长因子、激素等调节水平下降，特别是类胰岛素生长因子和胰岛素等水平下降，对高糖脂饮食无法调节适应，导致血糖升高，出现糖尿病。Ⅱ型糖尿病尤为多见，且缺乏特效防治药物。生活压力剧增、缺乏锻炼，是类风湿病的诱因之一。

高血脂、高血压、高血糖统称"现代病"的三高症，其危险性相当大。而且，随着生活水平的提高，这类疾病还呈年轻化趋势。因而，"现代病"的防治已成为人类关注的焦点。

对于这类"现代病"，虽然均有专门的治疗药物，但一些合成药往往会增加肝脏解毒负担，有一定毒副作用，不宜长期服用。而这类疾病又都是慢性病，需长期防治，要求防治方法最好无毒无副作用。

艾滋病和癌症等"绝症"更是无情地吞噬着人们的生命。

"21世纪的食品"——初乳，可以为这些疾病的防治提供帮助。关于初乳和乳铁蛋白的潜在健康益处，下面做简单介绍。

一、类风湿性关节炎

类风湿性关节炎是由持续不断的发炎引起的一种多发性关节炎症，属慢性疾病，一直困扰着许多现代人。它与平日的保健息息相关。其发病原因目前尚无定论，其中以滑膜组织（能分泌黏液润滑关节，减少摩擦阻力，并提供关节养分，促进关节稳定）病变引起自体免疫反应变化的理论较为流行。该理论认为：病毒感染、荷尔蒙异常、年龄增长、精神肉体受压以及寒冷、潮湿等因素会造成人体自身免疫物质变性成为入侵者（自身抗原），随后人体生成抗体对抗该入侵者。这两种物质在关节内结合，形成复合体，颗粒性白细胞吞食该复合体释放出溶菌酶作用于滑膜，使滑膜恶化发炎。此外，类风湿性关节炎的病因也与遗传有关。

近年来，国外科学界证实了牛初乳对类风湿性关节炎具有调理、预防和治疗作用。类风湿性关节炎常与肠道中的一些有害细菌有关，牛初乳含有引起类风湿性关节炎细菌的抗体，可有效中和、清除胃肠道有害细菌及其代谢产物，病人食用后可以增强免疫力，减少发病机会。

波兰和亚拉巴马大学的研究人员同时发现了初乳中富含脯氨酸多肽（PRP），有助于治愈或减轻类风湿性关节炎。

此外，牛初乳中还含有消炎因子，可在短期内有效控制关节炎的炎性症状。例如，在动物实验中，初乳中的乳铁蛋白用于处理大鼠炎症组织，抑制效率达 50%，反应局部前炎症状态的滑液白细胞介素 IL-6 水平可降低

94%！

临床研究中发现，经常食用牛初乳，病人的关节僵硬时间缩短，疼痛、肿胀等症状大大改善。这无疑是类风湿性关节炎患者的一个福音。

例如，一位美国妇女患有类风湿性关节炎，指关节红肿疼痛，差不多有15年不能脱下结婚戒指了。她吃了牛初乳后，有一天她正在洗碗，突然发现结婚戒指不见了。指关节的红肿减轻了许多，因而手指上的戒指不知不觉地掉到了洗碗盆中。她认为是初乳解除了她指关节的红肿疼痛。

又如，因患类风湿性关节炎而坐轮椅的北加利弗尼亚一位72岁老人，吃牛初乳奶粉一星期后，非常激动地告诉 Preston 医生："我感到不疼了，几乎可以走了。"

很多从事保健治疗的医生称类风湿性关节炎是无法治愈的，因为它涉及一种免疫体系攻击自身机体组织（尤其是关节）的过程。如果初乳有助于72岁类风湿性关节炎病人的好转，食用仅一星期后就几乎可以站立起来行走，那么初乳必定有助于失衡的免疫系统正常化。

二、痛风

痛风则是另一种与新陈代谢和内分泌异常相关的关节炎。常见于中年男性和停经后的女性，尤以男性居多，主要与饮食、药物、遗传有关。患者多肥胖并具高尿酸血症。当食物中的嘌呤代谢发生异常，使得尿酸增加而形成高尿酸血症，尿酸在血液中积聚太多导致身体关节出现尿酸结晶，沉积在关节腔内，造成关节性炎性反应，而使关节肿胀和变形，即为痛风发作。

牛初乳本身属于嘌呤含量低的奶类食物，可作为补充核蛋白摄取不足的蛋白质来源，且牛初乳含有多种免疫调节因子，可缓解因痛风产生的关节急性、慢性炎性反应，减轻痛苦，减少发作频率。

三、糖尿病

糖尿病为一组病因还不十分清楚的内分泌代谢病，高血糖为共同的病理生理特征。病人胰岛素分泌的绝对或相对不足和靶细胞对胰岛素的敏感性降低，引起碳水化合物、蛋白质、脂肪、电解质等代谢出现不同程度的紊乱。临床主要表现为多食、多饮、多尿及体重减轻，且易患多种并发症。

胰岛素依赖型糖尿病（Ⅰ型）发病机理大致是病毒感染等因素扰乱了体内抗原，使患者体内的 T、B 淋巴细胞致敏。非胰岛素依赖型（Ⅱ型）糖尿病则好发于 40 岁以上中年人或老年人，导致血糖过高的机理复杂。

但是，无论对于哪种类型的糖尿病患者，营养问题在发病控制与治疗中都显得特别重要。

牛初乳的能量供给控制在仅维持标准体重的水平，并提供了适量的优质蛋白质，维生素、矿物质营养素丰富，其中碳水化合物含量低，且几乎全部为乳糖和其它低聚糖（占总能量 55% ～ 60%），不易于引起血糖波动。

研究证实，牛初乳含有类葡萄糖耐受因子，其中含有铬，是胰岛素正常工作不可缺少的一种元素，参与了人体能量代谢，并可促进非胰岛素依赖型糖尿病人对葡萄糖的利用。此外，牛初乳中的铜对控制糖尿病病情也有很大的作用。

在一些研究中，摄入牛初乳食品后观察到血清 IGF-1 水平增加，从而促进了人体对葡萄糖的利用。

牛初乳中的免疫球蛋白等免疫组分可提高糖尿病患者的综合免疫力，减少各种并发症发生的可能性；富含脯氨酸多肽、转化生长因子和类胰岛素生长因子等可以影响 T 和 B 淋巴细胞活化过程，调节糖尿病患者的血糖浓度，促进药物的疗效，加快病体康复；天然营养素组成模式也极为适合糖尿病患者的营养需求，不失为糖尿病患者的首选辅助食品。

美国一位常规接受 56 单位胰岛素的患糖尿病的护士，开始口服牛初乳并将牛初乳液喷在腿上以加速腿部溃疡的愈合。3 天后，溃疡患处就结了痂。当检查血糖水平时，她发现她对胰岛素的需求减少了。

多年来，食用牛初乳的糖尿病患者报告在两个方面有好转：首先，是对胰岛素的需求减少；其次，是体内有毒物质浓度降低，机体的抵抗力增强。

四、高血脂

科学研究表明，牛初乳中含有诸多活性功能组分，对高脂血症及相关的心血管疾病具有显著的防治效果。

血脂（主要指胆固醇及甘油三酯）和动脉硬化等心血管疾病有密切关系。当血液中过多的胆固醇及甘油三酯无法顺畅排出时，脂质就会沉积在动脉血管内壁。随着时间的推移，血管壁越来越厚，血液难以通过，最终导致动脉被阻塞，称为动脉硬化。动脉硬化发生在冠状动脉时，心脏就无法获得足够的血液以补充氧气和养分，胸部会发生尖锐的疼痛，这种缺血性心脏病称为心绞痛。如果动脉硬化发生在脑部则形成中风。血脂过高还易引起其它一些心血管疾病。概括起来，主要有动脉硬化、心绞痛、心肌梗死、冠状动脉心脏病、脑中风、四肢动脉坏死等。

高脂血症必须从日常保健着手，除了注意饮食合理化、参加适量运动及尽量避免抽烟和饮酒之外，多食初乳可谓最佳防治方法之一。

牛初乳对心血管疾病的防治具有良好效果。

国外采用的是经过生物技术改良的所谓"超高免疫初乳（Hyper-immune colostrum）"，但是，根据笔者所掌握的大量初乳文献资料表明，天然牛初乳在很多情况下具有相同的功效。

首先，初乳含有丰富的抗体可中和、清除肠道内的有害细菌，调整细菌的种类、数量，提高肠道内碱性，加速胆酸代谢生成不溶性的胆盐随粪便排出，促进胆固醇的异化排泄，减少外来脂质的吸收，可降低血胆固醇和血脂水平，从而阻止动脉硬化关联性疾病的并发，达到预防心血管疾病的目的。

日本学者发现，补充初乳的乳铁蛋白可防止胆固醇氧化物堆积，降低幅度高达80%以上！更加有趣的是，研究显示人乳内的乳铁蛋白不如牛乳内的乳铁蛋白有效。含有胆固醇氧化产物的低密度脂蛋白（LDLs）与巨噬细胞的结合，将使后者丧失功能，而初乳内含有的大量乳铁蛋白可有效抑制它们的结合。

在现代工业高度发达的社会中，许多因素（如环境污染严重、人们压力较重等）均易导致人体产生过氧化物并积累起来，对血管壁造成伤害（若有损伤很容易造成粥状肿）。

牛初乳含有天然的过氧化物分解酶，如超氧化物歧化酶 SOD 和乳过氧化物酶等，可阻止过氧化物生成；乳铁蛋白则可减少自由基损害效应，避免血管深度受损，预防动脉硬化的发生及恶化。

牛初乳中含有的巨噬细胞，可改善或清除血管壁上的粥状肿，避免血管栓塞引起脑中风或心肌梗死等疾病。牛初乳中还含有消炎因子，当血管受损产生炎症时，它会起到消炎作用，加快血管壁愈合，从而减少粥状肿形成的可能性。

五、高血压

牛初乳含有血压调节因子，可以调节血压，舒解血管压力，从而起到预防和治疗高血压的作用。

Bob Plymate 博士患有高血压（190/90），在患病初期，他开始吃初乳、大蒜、芹菜（营养学家常向高血压病人推荐的食物）。一年半以后不仅血压降了，甚至体重也减轻了。他曾经体重过重，非常渴望能轻松地减肥及降血压。

在超高免疫牛初乳中，已经分离出降压因子。

六、癌症

日本学者 Tokuyama 发现，在牛初乳中的类转化生长因子可以抑制癌细胞的生长，癌组织尺寸也魔术般缩小。

其他研究者也发现初乳对某些与免疫缺乏相关的癌症有抑制效果，最为可贵的是，这种抑制活力并无毒性，不会产生副作用。

初乳内的乳铁蛋白具有确切的抗肿瘤效应。

乳铁蛋白可减少自由基损害效应，降低发生癌症的危险。通过促进 T 淋巴细胞和 B 淋巴细胞的成熟过程，乳铁蛋白也促进人体内其它免疫活动。有一种乳铁蛋白分子形式具有核糖核酸酶活力，有助于对抗乳腺癌。

负责研究癌症发展过程中乳铁蛋白切入点的科学家揭示：初乳乳铁蛋白可大大强化天然杀手（NK）细胞攻击造血和乳房表皮细胞系的能力。同时，研究发现乳铁蛋白通过阻断细胞循环过程来抑制上皮细胞增殖。

老鼠植入实体肿瘤后，可以观察到肿瘤生长受到乳铁蛋白抑制；恶性皮肤瘤细胞向鼠肺部扩散的过程也受乳铁蛋白抑制。这项研究一个意外发现是：乳铁蛋白分子无论是否为铁所饱和，均表现出相当高的肿瘤抑制和抗代谢活性。

基于这些结果，科学家理所当然地推断：初乳内的乳铁蛋白分子在机体对抗肿瘤生长和形成的基本防御体系中具有潜在的重要作用。

Kenneth D. Johnson 博士等几位著名国际分子矫形营养学家指出：

从 1985 年开始，在初乳中发现的细胞因子（白细胞介素 1～6 和 10，干扰素 G 和多种淋巴因子等）一直是癌症防治科学研究领域的热门课题。此外，初乳内的乳白蛋白可产生癌细胞选择性致死（又称"凋亡"）效应，不会影响周围未发生癌变的组织。

初乳内各种免疫和生长因子协同、综合作用可抑制癌细胞扩散。对于一些癌症而言，引发或扩散过程与病毒有关，则此时初乳是防治或控制这种疾病的最佳途径之一。

基于上述考虑，一些医生强烈推荐癌症病人在与癌魔斗争过程中考虑初乳。

此外，对于化疗病人，初乳能够减弱细胞毒性试剂的副作用，这实际上意味着病人可以采用更大剂量接受治疗。

在国外进行的临床研究中，将初乳提取物与黄芪结合起来治疗各种癌症和慢性疾病，取得不俗效果。

相信在不久的将来，有关初乳和乳铁蛋白防治癌症的研究会取得更大进展，造福人类。

七、艾滋病/HIV

HIV 又称人体免疫缺损病毒，或称艾滋病毒，是导致艾滋病的可怕恶魔。

大量研究表明，初乳和乳铁蛋白对 HIV 具有抑制作用。乳铁蛋白既可干扰病毒对细胞的吸附，又可减少其渗透进入机体内部。

在罗马，免疫学实验室的研究人员报道了牛乳铁蛋白潜在的抗 HIV 活性，他们发现 HIV - 1 病毒的复制和合胞体形成过程均被乳铁蛋白抑制，剂量增加则效果增强。在 HIV 感染之前或者在吸附入侵期间加入牛乳铁蛋白均有显著抑制病毒复制的效果。Puddu 据此提出了一种初乳和乳铁蛋白干扰 HIV 结合或感染 C8166 细胞系的机制，C8166 细胞系是 HIV 通常攻击的一种 T 淋巴细胞。

随着病情发展，HIV 感染病人的血液乳铁蛋白水平将下降。而一些研究显示，初乳摄入后可增加血液乳铁蛋白浓度。

前已述及，牛初乳中的免疫球蛋白含量丰富，可抵抗很多种细菌、病毒、原生致病原和微生物毒素对人体的侵袭，从而能够充当艾滋病患者有效抵抗感染、防止并发症的辅助保健品。

初乳可用于处理念珠菌引起的口痛，这种口腔念珠菌病在 HIV 阳性人群中非常普遍。初乳内的乳铁蛋白、溶菌酶、分泌型 IgA 和其它多种保护因子将提供良好的综合性局部（或系统）免疫保护作用，对于暴露黏膜免疫大有裨益。

20 世纪 80 年代后期，丹麦研究者在比利时首都布鲁塞尔召开的欧洲 HIV 感染临床研究会议上公布过他们的发现：摄入牛初乳片，一天 10 次，10 天后可以有效治疗 HIV 感染者的口腔念珠菌病。

初乳，这种天然的"抗生素"，也可有效治疗口腔溃疡。例如，摄入初乳糖片，每天 10 次，7 天后可观察到促进溃疡伤口自发性愈合的功效。除缩短愈合时间外，一些患者人反映说，在食用初乳的第一天即感到疼痛减轻。

初乳可用于治疗隐孢子虫导致的腹泻。在艾滋病毒携带者中，隐孢子虫感染较为常见，是导致反复腹泻的最常见病因。据统计，50% 以上的艾滋病患者出现腹泻和体重下降现象。

在一项临床研究中，37 位有慢性腹泻症状的免疫缺失病人，口服牛初乳 10 天（每天 10 克），效果显著；29 位 HIV 感染者中有 21 位排便频率出现短暂或持久性正常。

其它不少研究也证实初乳有益于治疗隐孢子虫腹泻。

补充初乳奶粉也会促进病人康复，恢复活力。

　　初乳对于过敏、哮喘、慢性疲劳综合征、感冒、牙痛、狼疮，对于多种细菌、病毒和寄生虫性腹泻，对于纤维性肌炎等等，均有不凡功效。

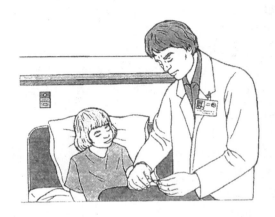

第十一章

初乳——维持最佳健康状况的终极补品

始于 2000 年的一系列营养保健趋势调查显示，在强化食品领域，正悄然发生革命性的变化——由过去摄取充足营养素、防止营养缺乏症，变成追求"维持最佳健康状况"。初乳，它调节、维护我们的免疫系统，堪称维持最佳健康状况的终极补品。

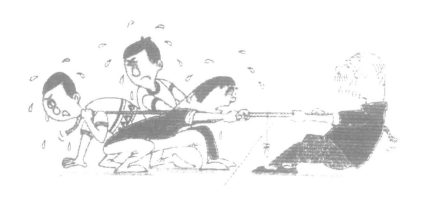

您看到这里一定会感到惊讶，因为初乳实在是大自然母亲馈赠予我们的无比珍贵的礼物，不仅对婴幼儿有益，也不仅对病人有益，而且能够支持所有人健康生活。

在病态与健康状态之间，存在着所谓的"亚健康状态"。据称，有不少现代人便处于这种尴尬的亚健康状态。

如何判断自己是否处于亚健康状态呢？一位专家曾经这样举例说明：如果您正常饮食，连续休息数天，仍感到疲劳，您就可能处在亚健康状态。如果这样，就等于向您的健康敲响了警钟！

选择初乳是摆脱亚健康状态、维持最佳健康状态的明智选择。

初乳中的免疫因子增强了您防病、抗病的能力，确保在您抵抗力最薄弱的时期健康状态不向病态转化。

当然，不仅如此，初乳还可增强机体对营养素的吸收、利用。现代营养学研究证实，适当过量摄入营养素对防治各种慢性疾病具有显著效果。生活水平提高了，当然不能再仅仅考虑缺碘导致甲状腺肿大、缺铁导致营养性贫血之类的营养素缺乏症。

21 世纪的营养保健趋势已然发生了革命性的变化，由过去注重营养素摄取、防止营养缺乏症，变为追求"维持最佳健康状况"。食品工业界已经对此做出发展战略性调整。

初乳，它调节、维护我们的免疫系统，提供多种营养素并促进膳食营养素吸收，堪称维持最佳健康状况的终极补品。

本书并不向您推荐任何特定的初乳产品或补剂，但是坚信书中累积的初乳信息和资料有益于公众健康。

下面从专家的角度向您介绍如何正确选择一个好的或真正有效的初乳产品。

对于部分读者而言，初乳食品可能仍是一种新鲜事物；对于另一些读者来说，可能已经被市场上出现的诸多宣称为初乳的产品所困惑。确实，鱼目混珠的现象难以避免，笔者在研究中就发现，有的所谓"初乳"产品只是廉价的、没有什么特殊生理功能的乳清粉！

当您选择一种初乳或乳铁蛋白补剂和食品时，以下几个要点必须考虑：

（1）初乳和乳铁蛋白的质量和活性；

（2）活性初乳和乳铁蛋白的传递载体；

（3）制造商的声望。

不同制造商提供的初乳产品内活性成分含量或产品质量存在很大差异，应选择一个有声望的制造商提供的产品。为了保持初乳成分活力，在初乳采集、纯化、加工和储存过程中需要应用一系列高新技术，没有技术实力做不出好的初乳功能性食品。

初乳活性成分在不同形式食品中具有不同稳定性，奶粉或乳清是最佳载体，安全、天然而又有效。片状产品也可考虑选择，但是从口感、风味、稳定性和有效性等方面综合可能略逊于初乳奶粉或口服液。

请注意，初乳原料最好来源于无污染、不使用杀虫剂的天然牧场。

最后，也并非每一头奶牛均能够生产本书中述及的具有各种健康益处的初乳，从安全角度看，应采自未滥用抗生素和激素的健康奶牛；从有效性角度看，用于采集初乳的奶牛最好已经产犊 3 次以上。

选择初乳，享受生活。

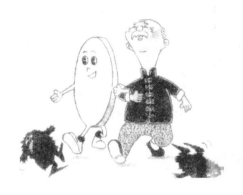

参 考 文 献

[1] 曹劲松. 初乳功能性食品 [M]. 北京：中国轻工业出版社，2000.

[2] Beth M. Ley. Colostrum：Nature's Gift to the Immune System [M]. Second edition, Aliso Viejo：BL Publications, 2000.

[3] Donald R. Henderson, Deborah Mitchell. Colostrum：Nature's Healing Miracle [M]. Sedona：CNR Publications, 2000.

[4] Bernard Jensen. Colostrum：Man's first food The White Gold Discovery [M]. Escondido：Bernard Jensen, 1993.

[5] Plymate, Robert. Colostrum：Ancient Medicine for Our Time [M]. Arkansas：Bobra Publishing, 1982.